BEI GRIN MACHT SICH IHR WISSEN BEZAHLT

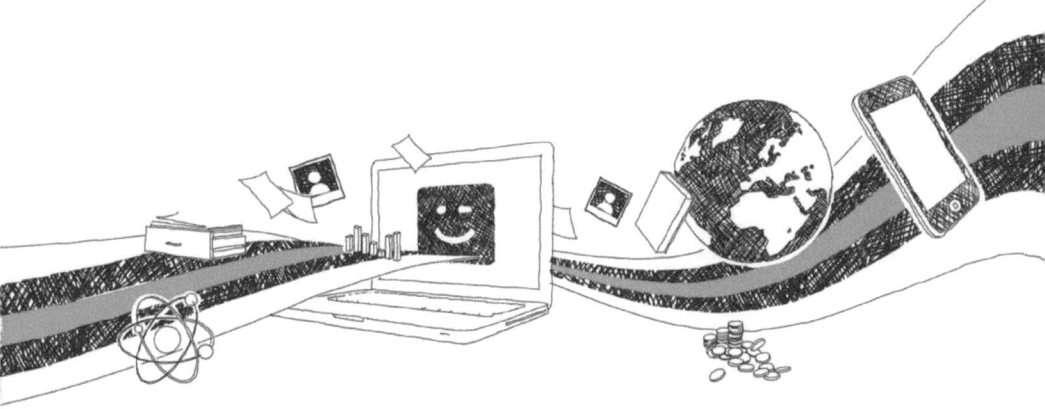

- Wir veröffentlichen Ihre Hausarbeit, Bachelor- und Masterarbeit

- Ihr eigenes eBook und Buch - weltweit in allen wichtigen Shops

- Verdienen Sie an jedem Verkauf

Jetzt bei www.GRIN.com hochladen und kostenlos publizieren

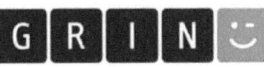

Simon Friede

Darstellung zweier Therapieansätze für stotternde Kinder

GRIN Verlag

Bibliografische Information der Deutschen Nationalbibliothek:

Die Deutsche Bibliothek verzeichnet diese Publikation in der Deutschen National-
bibliografie; detaillierte bibliografische Daten sind im Internet über http://dnb.d-
nb.de/ abrufbar.

Impressum:

Copyright © 2008 GRIN Verlag, Open Publishing GmbH
Druck und Bindung: Books on Demand GmbH, Norderstedt Germany
ISBN: 978-3-640-83394-8

Dieses Buch bei GRIN:

http://www.grin.com/de/e-book/166703/darstellung-zweier-therapieansaetze-fuer-
stotternde-kinder

GRIN - Your knowledge has value

Der GRIN Verlag publiziert seit 1998 wissenschaftliche Arbeiten von Studenten, Hochschullehrern und anderen Akademikern als eBook und gedrucktes Buch. Die Verlagswebsite www.grin.com ist die ideale Plattform zur Veröffentlichung von Hausarbeiten, Abschlussarbeiten, wissenschaftlichen Aufsätzen, Dissertationen und Fachbüchern.

Simon Friede

Darstellung zweier Therapieansätze für stotternde Kinder

KIDS – Kinder dürfen stottern nach Sandrieser/Schneider

Sprach- und Kommunikationstherapie mit unflüssig sprechenden (Vor-) Schulkindern nach Hansen/Iven

Hausarbeit im Seminar „Redeflussstörungen, WS 2007/2008“.
Medizinische & Philosophische Fakultät der RWTH Aachen University.
Studiengang „Logopädie, B.Sc.“

Inhalt

1   Einleitung

Im Folgenden werden zwei Therapiekonzepte für Kinder mit Sprechunflüssigkeiten bzw. Stottern vorgestellt.

Der direkte Therapieansatz KIDS[1] nach Sandrieser und Schneider ist für die Behandlung von stotternden Kindern im Alter zwischen zwei und sechs Jahren (und auch für ältere Kinder) geeignet. Das Ziel dieses Ansatzes ist die Remission[2] zu erhöhen. Sollte keine Remission erfolgen, sollen mindestens die Begleitsymptome vermindert bzw. vollständig abgebaut werden und ein lockeres, anstrengungsfreies Stottern möglich sein. Der Ansatz ist denen der Stottermodifikation zuzuordnen. Die kontinuierliche Einbeziehung der Eltern ist ein wesentlicher Bestandteil (Sandrieser, 2003, S. 14).

Das Therapiekonzept nach Hansen und Iven basiert auf einem systemisch-konstruktiven Menschenbild. Die Integration verschiedener Methoden[3] steht im Mittelpunkt des Konzeptes, welches aus verschiedenen Therapiebausteinen besteht. Diese sind entwicklungspsychologisch begründet und werden individuell für jedes Kind ausgewählt (Hansen/Iven, 2002, S. 1-2). Die Einbeziehung der Eltern ist hierbei ebenfalls entscheidend. Ziel dieses Ansatzes ist die „Entlastung des Kindes und seiner Kommunikationspartner durch die Reduktion unterbrechender Faktoren und das gezielte Angebot von Strukturen, in denen flüssiges Sprechen oder flüssigeres Stottern ermöglicht wird" (Hansen/Iven, 2002, S. 68-69). Zudem sollen den Kindern im Spiel Erfahrungen mit flüssigerem Sprechen ermöglicht und dafür Sorge getragen werden, dass möglichst oft sprechflüssigkeitsfördernde Bedingungen herrschen (Hansen/Iven, 2002, S. 49).

Dieser Ansatz ist auf Grund des Konzeptes der Methodenintegration weder dem Prinzip des *fluency-shaping* noch dem *non-avoidance* (stutteringmanagement) Ansatz eindeutig zuzuordnen.

Auf andere Therapieansätze sowie die Behandlung des Stotterns bei Erwachsenen wird in dieser Arbeit nicht weiter eingegangen. Auch werden keine Diagnoseverfahren, Methoden oder weitere Hypothesen zur Ätiologie des Stotterns vorgestellt.

---

[1] KIDS kann unterteilt werden in ‚Mini-KIDS' und ‚Schul-KIDS'. Hierdurch ergeben sich für unterschiedliche Altersstrukturen entsprechend unterschiedliche Methoden, die jedoch eine gemeinsame Basis haben.
[2] Unter Remission versteht man eine vorübergehende oder dauerhafte Rückbildung von ‚Krankheitssymptomen'.
[3] Das Therapiekonzept kann weder der direkten noch der indirekten Therapie zugeordnet werden, da die Autoren Methoden aus beiden Bereichen in ihrem Konzept integrieren (Hansen/Iven, 2002, S. 49-58).

2 KIDS – Kinder dürfen Stottern

2.1 Therapieansatz

Der direkte Therapieansatz KIDS (Kinder dürfen stottern) hat seinen Ursprung in der Erwachsenen-Therapie (nach van Riper). Karl Dell entwickelte, basierend auf dem *van Riper Konzept*, eine Therapie für Schulkinder. Er begründete dies mit der Notwendigkeit, stotternde Kinder möglichst früh zu behandeln (Sandrieser/Schneider, 2003, S. 97).

Sandrieser und Schneider entwickelten diesen ersten Ansatz für die Therapie von stotternden Kindern und Jugendlichen weiter und modifizierten ihn. Es entstand der Therapieansatz KIDS. Dieser lässt sich noch einmal unterteilen in einen Ansatz für jüngere Kinder im Alter zwischen zwei und sechs Jahren (Mini-KIDS) und einen Ansatz für Schulkinder (Schul-KIDS).

‚Kinder dürfen stottern' ist eine der grundlegenden Ideen des KIDS-Ansatzes. Zudem sollen die Kinder durch die Therapie die Möglichkeit erhalten „selbstbewusst und in leichter, nicht angestrengter Art und Weise zu stottern" (ebd.). Durch diesen Therapieansatz soll zudem „die Wahrscheinlichkeit einer Remission erhöht werden" (ebd.).

KIDS ist ein direkter Therapieansatz, in dem das Stottern von Beginn an offen thematisiert wird.

Im Folgenden wird veranschaulicht, welche Therapiebereiche und Inhalte in diesem Ansatz berücksichtig werden und wie der Ablauf der Therapie aussieht. Auch wird ein kurzer Überblick über Methoden und Voraussetzungen für diese Therapie gegeben.

2.2 Indikation

Eine Therapie bzw. der Ansatz KIDS sollte angewendet werden, wenn ein Kind stottert[4]. Wenn ein Kind Unflüssigkeiten und zusätzlich motorische oder psychische Reaktionen zeigt, und/oder wenn das soziale Umfeld verunsichert ist und/oder weitere Risikofaktoren (z.B. eine Sprachentwicklungsstörung) zu beobachten sind, liegt eine Indikation zur Therapie vor.

Hierbei spielt es keine Rolle, wie lange die Symptome schon zu beobachten sind. Auch ist es nicht entscheidend, in welcher Ausprägung die Symptome auftreten. Eine Therapie ist bei auftretendem Stottern und einem der o.g. weiteren Faktoren in jedem Fall indiziert (ebd., S. 98).

---

[4] Eine genaue Definition, was die Autoren unter ‚Stottern' verstehen findet sich in Sandrieser/Schneider, 2003, S. 1ff.

2 Ziele

Das oberste Ziel des KIDS-Ansatzes ist die Erhöhung der Chance für eine Remission. Sollte keine Remission erfolgen, ist das Ziel ein akzeptables Stottern zu erreichen. Zudem sollen die Kinder einen kompetenten Umgang mit dem Stottern erlernen und in ihrer normalen Entwicklung der Sprecherkompetenz unterstützt und gefördert werden (ebd., S. 83; 97).

2.4 Therapiebereiche

In der folgenden Grafik werden die verschiedenen Therapiebereiche sowie der Ablauf der Therapie schematisch dargestellt. Im Anschluss werden die einzelnen Bereiche und Phasen näher erläutert.

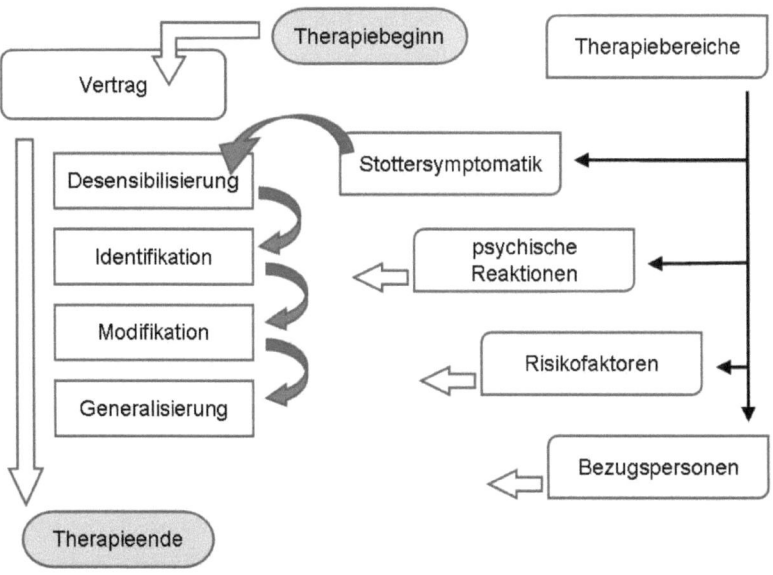

Abbildung 1: Therapiebereiche und Therapiephasen (Quelle: eigene Erstellung)

2.4.1 Stottersymptomatik

Die Ziele im Therapiebereich ‚Stottersymptomatik‘ sind: Reduzierung der Begleitsymptome, lockeres und anstrengungsfreies Stottern von Kernsymptomen und Erreichen einer spontanen Sprechflüssigkeit[5]. Sollte dies nicht erreicht werden kön-

---

[5] Spontane Sprechflüssigkeit meint hier, mit angemessener Flüssigkeit, Kontinuität sowie mentaler und motorischer Leichtigkeit, ähnlich einem ‚Normal-Sprecher‘, reden zu können.

nen, ist das Ziel ein ‚stotterfreies Sprechen' (kontrollierte Sprechflüssigkeit). Hier soll die Sprechflüssigkeit mit Hilfe des Einsatzes von Techniken beibehalten werden. Ist auch dieses Ziel, z.B. auf Grund von schweren Stottersymptomen oder einer hohen psychischen Belastung nicht erreichbar, sollte versucht werden ein ‚akzeptables Stottern' zu erzielen. Das ‚akzeptable Stottern' ist durch kurzes und anstrengungsfreies Stottern ohne negative Emotionen oder Gedanken sowie ohne Vermeideverhalten gekennzeichnet.

Wie bereits in Abbildung 1 dargestellt, gliedert sich der Therapiebereich ‚Stottersymptomatik' in vier Phasen.

2.4.1.1 Desensibilisierung

In dieser Phase soll das Kind gegen Kernsymptome des Stotterns desensibilisiert werden. Nicht nur zwischen Therapeut und Kind soll das Stottern enttabuisiert werden, sondern auch im sozialen Umfeld des Kindes (Familie, Freunde, Kindergarten, Schule, etc.). Es soll offen über das Stottern gesprochen werden können. Das Kind soll in dieser ersten Phase auch das Pseudostottern[6] erlernen und gegen einen möglichen Kontrollverlust während eines Stottereignisses, den möglichen Zeitverlust beim Sprechen und gegen negative Zuhörerreaktionen abgehärtet werden (ebd., S. 107-109).

Der Therapeut und auch die direkte Bezugsperson (zumeist die Mutter) dienen als Modell für kurze, unangestrengte Stottereignisse (Modelllernen)[7].

In dieser Phase sollten Spiele, „die der Spielentwicklung des Kindes entsprechen" (ebd., S. 133) und ihm bekannt sind gespielt werden und darin das Pseudostottern möglichst häufig eingebaut werden. Auch die Methode des Correctiv Feedback kommt hier zum Einsatz[8].

Bei älteren Kindern können kindgerechte Begriffe[9] zur Beschreibung der Stottereignisse verwendet werden. In der Phase der Desensibilisierung wird das Kind auch immer wieder auf seine echten Stottersymptome angesprochen und aufmerksam gemacht. Die Autoren weisen hier auch noch einmal darauf hin „neben den

---

[6] „Pseudostottern bedeutet, dass mit Absicht gestottert wird" (Sandrieser/Schneider, 2003, S. 109).
[7] Hierzu ist es notwendig, dass die Mutter, vor allem aber der behandelnde Therapeut dieses kurze, unangestrengte Stottern frei von negativen Emotionen oder Gedanken ausführen kann (Sandrieser/Schneider, 2003, S. 110).
[8] Stottert das Kind z.B. angestrengt und lange, kann der Therapeut dieses, vom Kind gezeigte Stotter-ereignis seinerseits aufgreifen und selbst locker und anstrengungsfrei stottern (Correctiv Feedback) (Sandrieser/Schneider, 2003, S. 111).
[9] „Froschwörter", „Schlangenwörter", „Pu-Wörter" (Sandrieser/Schneider, 2003, S. 135)

kindgerechten Begriffen das Wort „Stottern" [zu verwenden,] um den Eindruck zu vermeiden, das Thema zu tabuisieren" (ebd., S. 135).

2.4.1.2 Identifikation

Die Phase der Identifikation schließt sich an die Phase der Desensibilisierung an. Sie wird jedoch nur mit den älteren Kindern[10] durchgeführt, da diese bereits über ausreichende kognitive und auditive Fähigkeiten verfügen (ebd., S. 137). Hier soll das Kind nun in verschiedenen Situationen eigene Symptome erkennen können. Es soll lernen Kernsymptome (Wiederholungen, Dehnungen, Blockierungen) zu benennen und beim Therapeuten (im Pseudostottern) zu erkennen. Das Kind soll ebenfalls lernen, diese (echten) Kernsymptome bei sich selbst zu erkennen.

Das Pseudostottern soll auch im Alltag angewendet werden. Hier wird dann auch die Methode des In-Vivo-Trainings[11] eingeführt.

Die Bezugspersonen werden auch in dieser Phase mit in die Therapie einbezogen. Voraussetzung für eine erfolgreiche Identifikation ist eine „ausreichende Desensibilisierung des Kindes" (ebd., S. 137).

2.4.1.3 Modifikation

Hier geht es darum, die Sprechweise so zu verändern (zu modifizieren), dass Stottersymptome gar nicht, bzw. nur noch sehr selten und kontrolliert auftreten. Diese Phase der Modifikation des Stotterns wird in der Regel erst bei Kindern ab dem vierten Lebensjahr eingeführt. Bei jüngeren Kindern wird davon ausgegangen, dass diese das korrekte Modell des Therapeuten und der Eltern[12] in ihre Sprechweise übernehmen und keine direkte Modifikation notwendig wird. Es findet dann keine bewusste Steuerung der Symptome statt (ebd., S. 138).

Bei den älteren Kindern und wenn die Kinder das lockere, anstrengungsfreie Stottern nicht in den Alltag übernehmen ‚können', sollten ggf. Symptomlösetechniken (SLT) eingeführt werden. Diese beruhen auf der SLT nach van Riper (genannt ‚Pul-

---

[10] „Bei jüngeren Kindern beschränkt sich die Identifikation darauf, dass die Mutter lernt, Stotterereignisse ihres Kindes sicher zu identifizieren und zu benennen" (Sandrieser/Schneider, 2003, S. 137).
[11] Hier werden Pseudostotterelemente in Alltagssituationen angewendet. Eine gute Vorbereitung dieser In-Vivo-Arbeit ist unabdingbar.
[12] An dieser Stelle wird von den Autoren darauf hingewiesen, dass die Mutter ausreichend desensibilisiert sein muss und sich sicher genug im Umgang mit dem (Pseudo-) Stottern fühlen muss (Sandrieser/Schneider, 2003, S. 138).

lout'[13]). Voraussetzung für den Einsatz dieser SLT ist, „dass das Kind ausreichend desensibilisiert ist und dass es motorisch und auditiv in der Lage ist, sein Symptom zu erkennen und die nötigen sprechmotorischen Abläufe zu steuern" (ebd., S. 139). Wichtig ist es hierbei immer auf die Reaktionen des Kindes zu achten und die Auswirkungen auf das Stottern zu beobachten. Auch in dieser Phase werden In-Vivo-Übungen eingesetzt.

2.4.1.4 Generalisierung

In der Phase der Generalisierung geht es um die Umsetzung des Gelernten in den Alltag. Es wird davon ausgegangen, dass die Kinder ‚wie von alleine' das einsetzen und anwenden, was ihnen gut tut (ebd., S. 142).

Auch jetzt haben die Eltern wieder eine wichtige Rolle. Gemeinsam mit ihnen wird geplant, wie das Modell des lockeren, anstrengungsfreien Stotterns weiter im Alltag eingesetzt werden kann und wie möglicherweise auch weitere Bezugspersonen als positives Modell mit einbezogen werden können.

Sollte die Generalisierung nicht ‚wie von alleine' verlaufen, ist eine strukturierte Durchführung notwendig. Häufig ist auch eine erneute bzw. weiterführende Desensibilisierung gegen den Zeitverlust und gegen die Auffälligkeit einer veränderten Sprechweise erforderlich.

Der Einsatz der Symptomlösetechniken bei den vier bis sechs Jahre alten Kindern sollte wie folgt verlaufen:

Nachdem die Techniken gut erklärt und geübt wurden, sollten sie zunehmend in alltagsrelevanten Situationen und im Alltag eingesetzt werden. Hierbei können die Eltern das Kind unterstützen. Als Voraussetzung für eine erfolgreiche Generalisierung wird die In-Vivo-Arbeit in den vorausgegangenen Therapiephasen genannt.

Die Symptomlösetechniken haben jedoch auch Grenzen. Kinder denken nicht immer daran die Techniken einzusetzen. Sie haben auch weiterhin das Recht einfach „‚drauf los zu stottern' ohne ermahnt zu werden" (ebd., S. 142). Auch müssen sie vor einem möglicherweise übertriebenen Ehrgeiz (der Eltern) geschützt werden.

---

[13] Der Pullout besteht aus zwei Schritten: 1. Den Sprechversuch in der Blockierung stoppen. 2. Die Artikulationsbewegung verlangsamt weitersteuern (Sandrieser/Schneider, 2003, S. 115).

2.4.2 Psychische Reaktionen

„Ziel in diesem Bereich ist die Selbstwertschätzung als stotternder Sprecher" (ebd., S. 99) zu verbessern. Dafür ist es erforderlich vor allem die Eltern aber auch das soziale Umfeld des Kindes mit einzubeziehen. Es ist wichtig den Bezugspersonen zu vermitteln, dass Sprechfreude und Selbstvertrauen beim Kind nur dann entstehen, wenn es ernst genommen, akzeptiert und ihm zugehört wird. Es geht in diesem Therapiebereich vor allem aber auch um Prävention vor bzw. um den Abbau von selbstbeschränkenden oder selbstabwertenden Reaktionen und um den Aufbau von Selbstakzeptanz, Selbstvertrauen sowie Selbstbehauptung. Es kann ein direktes aber auch ein indirektes Vorgehen gewählt werden (ebd., S. 99).

2.4.3 Risikofaktoren

In diesem Bereich geht es darum, eine größtmögliche Unabhängigkeit vom Therapeuten zu erlangen, um einen Therapieerfolg auch nach Beendigung der Therapie sicher zu stellen. Zudem sollen wenig entwickelte Fähigkeiten des Kindes gefördert und Faktoren[14], die fördernd auf das Stottern wirken (können), abgebaut werden. Auch hier ist die Arbeit mit den Eltern wiederum von großer Bedeutung (ebd., S. 102).

2.4.4 Bezugspersonen

Die Elternarbeit (bzw. die Teilnahme der Eltern an der Therapie und, nach Möglichkeit, auch an einer Elterngruppe) ist ein zentraler Bestandteil der Therapie.
Wie bereits einige Male erwähnt, spielen die Eltern bzw. die Bezugspersonen des Kindes eine wesentliche Rolle in der Therapie. Eltern sind in dieser frühen Entwicklungsphase des Kindes (Kindergarten- und Vorschul- sowie Grundschulalter) die wichtigsten Bezugspersonen und prägen das Kind in seiner Entwicklung maßgeblich. Kinder benötigen die Unterstützung (durch die Eltern) um das, was sie in der Therapie lernen, auch im Alltag umsetzen zu können. Zudem haben die Eltern durch ihre Reaktionen auf das Stottern des Kindes einen starken Einfluss darauf, wie das Kind selbst auf sein Stottern reagiert (ebd., S. 102).
Für eine gute Zusammenarbeit mit den Eltern ist ein wechselseitiger Informationsaustausch notwendig. Sie müssen genau über den Ablauf und Inhalt der Therapie

---

[14] Diese Faktoren können z.B. linguistische, mundmotorische, sensorische, emotionale, kognitive und soziale Defizite sein. Möglicherweise ist hier dann auch die Zusammenarbeit mit anderen Berufsgruppen notwendig (Sandrieser/Schneider, 2003, S. 102).

und auch über das Stottern[15] informiert sein. Nur so können die Eltern Multiplikator und emotionale Stütze für das Kind[16] sein. Auch die Mitarbeit als Co-Therapeut ist nur möglich, wenn sie umfangreiche Kenntnisse über den Therapieansatz erhalten haben. Für den Therapeuten sind die Eltern sehr wichtig, um verlässliche Informationen über das Kind, seine Entwicklung und sein Verhalten zu bekommen.

Zudem sollen mögliche Schuldgefühle der Eltern abgebaut werden, und sie sollen lernen „souveräner mit dem Stottern ihres Kindes" (ebd., S. 103) umzugehen.

2.5 Therapieende und Nachsorge

Die Therapie endet, wenn es zur Remission kommt. Sollte diese Remission ausbleiben und sich die Ziele der Therapie verändern, ist diese dann beendet, wenn kurze Stotterereignisse ohne Begleitsymptomatik etabliert werden konnten. Sollte es nicht zur Remission gekommen sein, das Kind aber gute Fortschritte gemacht haben, kann es vorkommen, dass die Eltern (und auch das Kind) sich eine vollständige ‚Heilung' des Stotterns wünschen. Hier ist es notwendig, den Eltern „die Grenzen der logopädischen Therapie aufzuzeigen" (ebd., S. 144). „Der Erfolg einer Stottertherapie ist in hohem Maße abhängig vom zu Grunde liegenden Modell von Stottern und vom diesbezüglichen therapeutischen Vorgehen" (ebd., S. 58). Mit den Eltern und mit dem Kind muss deshalb vor Therapiebeginn besprochen werden, „was als Therapieerfolg zu werten ist" (ebd., S. 58).

Die Nachsorge hat zum Ziel, „die Kinder nach Therapieende bei wieder auftretendem Stottern oder versagenden funktionellen Coping-Strategien rechtzeitig zu erfassen und ihnen ggf. ein Therapieangebot zu machen" (ebd., S. 125).

Ein weiterer Bestandteil ist die Information über das Angebot verschiedener Selbsthilfegruppen, an die sich die Eltern bei Bedarf wenden können.

---

[15] Die Eltern sollen Fachkenntnisse über die Entstehung, etc. des Stotterns erhalten und so gesellschaftlich gängige Vorurteile entkräftet werden. Zudem sollen sie Kenntnisse über den Therapieansatz und mögliche Alternativen erhalten (Sandrieser/Schneider, 2003, S. 102-103).
[16] Sie werden so auch zum kompetenten Ansprechpartner für das Kind, wenn es wegen seines Stotterns z.B. frustriert oder wütend ist.

2.6 Methoden und Techniken

Im KIDS-Ansatz werden verschiedene Methoden und Techniken angewendet die im Folgenden kurz zusammengefasst dargestellt werden.

Zu Beginn der Therapiephase wird mit dem Kind ein Vertrag über die Therapie mit ihren Zielen und Inhalten geschlossen. Damit das Kind eine ‚realistische' Einschätzung und ein altersgerechtes Wissen über Stottern aufbauen kann, muss es vom Therapeuten altersgerecht und individuell über (sein) Stottern aufgeklärt und informiert werden. Dies ist dann bereits ein erster Teil aus dem o.g. Bereich der Desensibilisierung, der genau wie das Pseudostottern, die Symptombearbeitung und die Bearbeitung emotionaler Reaktionen auf das Stottern, zu den wesentlichen Methoden und Techniken zählt.

Weitere Methoden sind die bereits erwähnte ‚In-Vivo-Therapie' sowie das antithetische Verhalten[17] und die Erlaubnisarbeit[18].

Auch die Förderung von pragmatischer Kompetenz, Selbstbehauptung und Problemlöseverhalten gehört zu den Methoden des KIDS-Ansatzes.

Der Bereich der Elternarbeit soll hier der Vollständigkeit halber noch einmal erwähnt werden, wurde aber bereits oben ausführlich behandelt (ebd., S. 103-122).

2.7 allgemeine Therapieprinzipien

Im Folgenden wird kurz auf die von den Autoren genannten allgemeinen Therapieprinzipen eingegangen.

Das Kind und die Eltern müssen ernst genommen und respektiert werden. Hierfür sind Transparenz und Ehrlichkeit unabdingbar.

Die Therapie muss individuell auf das Kind abgestimmt werden, das heißt, das individuelle Lerntempo des Kindes zu beachten und die mögliche Variabilität des Stotterns zu berücksichtigen.

Eine anschauliche, konkrete und altersgerechte Vermittlung der Therapieinhalte sollte ebenso selbstverständlich sein wie motivierende Sprechanlässe zu schaffen und Spielmaterialien bereitzustellen (ebd., S. 123-124).

Das Kind soll am Modell des Therapeuten lernen. Deshalb wird in der Therapie auch das Correktiv Feedback auf Stottersymptome durch den Therapeuten angewendet. Das heißt, wenn das Kind ein Wort angestrengt und möglicherweise mit

---

[17] Das bedeutet, „dass sich der Therapeut bewusst anders verhält, als es den bisherigen Überzeugungen (Thesen) des Kindes über das ‚richtige Verhalten' entspricht" (Sandrieser/Schneider, 2003, S. 106).
[18] „Mit Erlaubnisarbeit ist gemeint, dass die Therapeutin die Anliegen und Verhaltensweisen des Kindes ernst nimmt und weiterhin eine positive Beziehung anbietet" (Sandrieser/Schneider, 2003, S. 106).

Begleitsymptomatik stottert, kann der Therapeut dieses selbe Wort in leichter, unangestrengter Weise ohne Begleitsymptomatik stottern und dient so als positives Modell für das Kind. Dieses darf selbstverständlich Fehler machen und es wird dann vom Therapeuten unterstützt und erhält Hilfestellungen.

Ein weiteres, für den eigentlichen Erfolg der Therapie notwendiges Therapieprinzip ist, die Eltern und das Kind vom Therapeuten unabhängig zu machen (ebd., S. 123-124).

3 Sprach- und Kommunikationstherapie mit unflüssig sprechenden (Vor-) Schulkindern

3.1 Therapieansatz

Das Therapiekonzept nach Hansen und Iven beruht auf einem „Baukasten-Prinzip, das individuellen Schwerpunktsetzungen angepasst werden kann" (Hansen/Iven, 2002, S. 45). Sie bieten damit ein Konzept an, das nicht starr nach einem fest vorgeschriebenen Ablaufplan oder Schema durchzuführen ist und keine Variation oder individuelle Anpassung zulässt.

Dieser Ansatz ist auf Grund des Konzeptes der Methodenintegration weder dem Prinzip des fluency-shaping noch dem non-avoidance (stutteringmanagement) Ansatz eindeutig zuzuordnen.

Er basiert auf der Idee eines „gemeinsamen Kommunikations- und Interaktionsprozesses" (ebd., S. 45)[19]. Auf dieser Grundlage leiten Hansen und Iven verschiedene therapeutische Konsequenzen ab. Die Entwicklungsorientierung der Therapie soll dazu beitragen das Kind nicht zu über- aber auch nicht zu unterfordern, sondern das Kind in seiner Entwicklung zu fördern und zu unterstützen. Die Kommunikationsorientierung ist die Basis für „die Verständigung über das gemeinsame Handeln" (ebd., S. 48). Hier steht nicht nur das Sprechen, sondern Kommunikation überhaupt im Vordergrund. Der Therapeut ist in der Therapie als (Sprach-Handlungs-) Modell wichtig. Hier liegt die Erkenntnis zu Grunde, dass Kinder am Modell lernen.

Als letzte therapeutische Konsequenz geben die beiden Autoren an, dass Stottern erlaubt ist. Sie gehen davon aus, dass die vom Therapeuten durch sein Modellverhalten angebotenen „sprechkontrollierenden Alternativen" (ebd., S. 49) vom Kind „auf freiwilliger Basis und in Übereinstimmung mit dem Spielinhalt" (ebd., S. 49) angenommen werden.

Es erfolgen keine Sanktionen beim Auftreten von Unflüssigkeiten, vielmehr bietet der Therapeut dann erneut ein noch deutlicheres Modellverhalten an.

Es ist wichtig, dass auch das Umfeld des Kindes entlastet wird und „eine gewisse Gelassenheit" (ebd., S. 49) dem Stottern gegenüber entsteht.

Das gemeinsame Ziel der Elternberatung und der Therapie des Kindes ist es, das Handlungsrepertoire zu erweitern (ebd., S. 49). Die Einstellung zum Stottern soll

---

[19] Kinder lernen durch Spiel und Erfahrung, nicht so sehr durch Erklärung von Handlungen oder gar Reflexion über diese. Das Spiel ist das, was die aktuelle Welt und den aktuellen Entwicklungsraum des Kindes repräsentiert. Die Aufgabe des Therapeuten ist nun, diese Spiele und Spielsituationen so zu verwenden und abzuwandeln, dass das Kind durch die „selbstbestimmte […] Auseinandersetzung mit den therapeutischen Angeboten" (Hansen/Iven, 2002, S. 48) neue Erfahrungen in neuen Lernsituationen machen kann.

verändert werden und durch eine positivere Grundhaltung soll eine deutliche Entlastung der gesamten Situation entstehen.

Dieses Konzept beruht nicht auf aufeinander aufbauenden Therapieschritten, sondern auf dem Prinzip der Therapie-Bausteine. Auf der Grundlage des Mehr-Ebenen-Modells des therapeutischen Handelns, welches alle Diagnostik- und Therapiebestandteile beinhaltet, ist dieses Modell auch für die Darstellung der verschiedenen Therapiebausteine und ihrem Umgang geeignet.

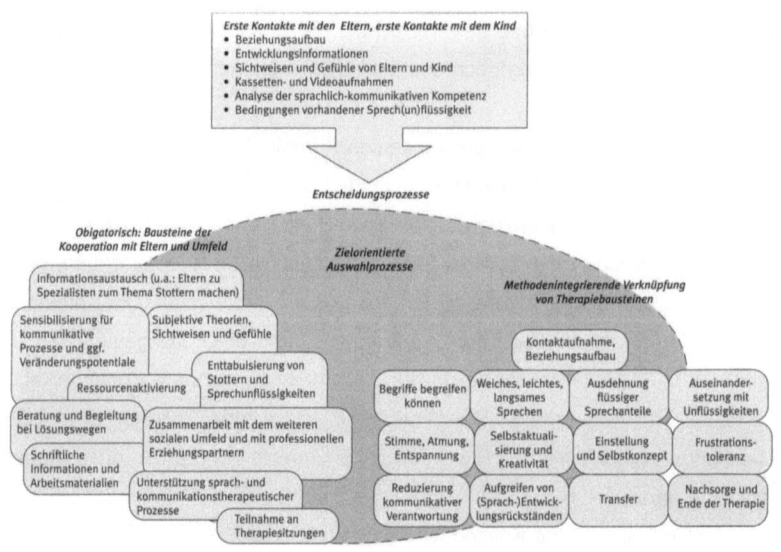

Abbildung 2: Mehr-Ebenen-Modell des therapeutischen Handelns (Hansen/Iven, 2002, S. 59)

Die Grundlage (das „Fundament" des „Therapie-Hauses" (Hansen/Iven, 2002, S. 58)) bilden hier „bestimmte Vorannahmen und Grundhaltungen, aber auch bestimmte Therapie-Bestandteile, die auch immer vorhanden sein müssen" (ebd., S. 58). Dies sind, eine „grundlegende Werthaltung" (ebd., S. 60), „theoretische Grundannahmen" (ebd., S. 60) über (Sprach-)Entwicklung und Stottern aber auch der Bereich der „qualitativen Diagnostik" (ebd., S. 60). Ein weiterer Bestandteil ist die „Kooperation mit den Eltern und [dem] Umfeld" (ebd., S. 60) des Kindes. Darauf aufbauend finden sich dann die Therapiebausteine, die ganz individuell für jeden Patienten einen unterschiedlichen Schwerpunkt bilden. Über diesen Grundlagen und den darauf aufbauenden Therapiebausteinen stehen die Therapieziele und die Erwartungen an die Therapie.

Im Folgenden wird die Modellvorstellung eines entwicklungs- und kommunikationsorientierten Therapiekonzeptes (nach Hansen und Iven) beschrieben.

3.2 Indikation

Es ist nicht genau zu entnehmen, ab wann die Autoren vorschlagen mit einer Therapie zu beginnen. Sie beschreiben einen sehr umfangreichen Diagnoseprozess, und geben verschiedene Kriterien (nach Johannsen/Schulze[20]) an, die einen deutlichen Hinweis auf einen chronischen Stotterverlauf geben. Sie geben nicht an, ab wann sie eine Therapie für notwendig halten. Spätestens sollte eine Therapie jedoch dann einsetzten, „wenn das Kind selbst auf seine Sprech-Unflüssigkeiten oder sein Stottern reagiert" (Hansen/Iven, 2007, S. 46).

Nach Hansen/Iven (ebd., S. 22) ist Stottern „eine Störung der Sprechflüssigkeit, bei der es nicht nur gelegentlich, sondern auffallend häufig zu Unterbrechungen im Redefluss kommt."

3.3 Ziele

Das grundsätzliche Ziel „der Therapie mit unflüssig sprechenden Kindern ist es, [...] ihnen [...] im Spiel Erfahrungen mit flüssigem Sprechen zu ermöglichen und [...] dafür Sorge zu tragen, dass möglichst oft sprechflüssigkeitsfördernde Bedingungen herrschen" (Hansen/Iven, 2002, S. 49).

Zudem ist das gemeinsame Ziel der Elternberatung und der Therapie des Kindes das „Handlungsrepertoire zu erweitern" (ebd., S. 49), die Einstellung zum Stottern zu verändern und durch eine positivere Grundhaltung eine deutliche Entlastung der gesamten Situation entstehen zu lassen.

3.4 Therapiebausteine

Beim Bausteinprinzip kann immer individuell entschieden werden, welcher Baustein gerade „für das Kind und seine Kommunikationspartner wichtig" (ebd., S. 61) ist. Im Gegensatz dazu ist dies bei einem starren Therapiekonzept nicht möglich.

3.4.1 Kontaktaufnahme und Beziehungsaufbau

Der erste Kontakt zwischen Therapeut und Kind sollte so angenehm wie möglich gestaltet werden. Hierzu gehört es, den Therapieraum entsprechend zu gestalten, adäquate Spiele bereitzuhalten, sowie sich auf das Gespräch mit dem Kind und den Eltern vorzubereiten.

Mit dem Kind sollten Vereinbarungen getroffen werden. Das bedeutet, ihm zu erläutern, was in dieser und den weiteren Therapieeinheiten passieren wird. So ist

---

[20] Johannsen, H.S./Schulze, H.: Praxis der Beratung und Therapie bei kindlichem Stottern. Werkstattbericht. Ulm 1993 (Hansen/Iven, 2002, S. 181)

das Kind informiert und kann ggf. auch selber noch Wünsche äußern. Es ist möglich, dass Kinder sich in der ersten Stunde sehr zurückhaltend und schüchtern verhalten. Hier ist es wichtig, diese Grenzen des Kindes zu akzeptieren und keinen Druck auf das Kind auszuüben. Stattdessen kann dann mit der anwesenden Bezugsperson der Kontakt intensiviert werden[21].

„Die Ebenen der Kommunikation mit dem Kind" (ebd., S. 121) sollten nicht verlassen werden und nicht mit den Bezugspersonen über das Kind in dessen Anwesenheit gesprochen werden.

Für die Bezugspersonen muss deutlich werden, worin die „therapeutischen Zielsetzungen, Perspektiven und Grundhaltungen" (ebd., S. 121) des Therapeuten bestehen. So können sie sein Verhalten in der Therapie besser verstehen und beginnen nicht ihrerseits das Kind unter Druck zu setzen.

Als weiterer Aspekt sollte die Ideologiefreiheit[22] berücksichtig werden.

3.4.2 Begriffe begreifen können

In diesem Baustein soll das Kind die grundlegenden Begriffe, die für die weitere Therapie notwendig sind, kennen lernen und unterscheiden können. Dies kann sowohl ganzkörperlich geschehen als auch nur bezogen auf die Stimme und das Sprechen. Wichtige Begriffe und Unterschiede sind hierbei: weich vs. hart, leicht vs. schwer, lang vs. kurz sowie langsam vs. schnell.

3.4.3 Weiches, leichtes und langsameres Sprechen

Das WLL-Sprechen[23] ist keine Sprechtechnik für Kinder, wie sie aus der Arbeit mit Jugendlichen oder Erwachsenen bekannt sind. Es geht nicht um einen konsequenten Einsatz der Techniken, sondern darum, dass die Vor- und Grundschulkinder die Möglichkeit erhalten „sich spielerisch, eigenaktiv und kommunikationsbetont an eine veränderte Sprechweise" (ebd., S. 126) anzunähern. Auf dem Prinzip der „sprachheilenden Integration" (ebd., S. 126) wird „den Kindern ein Angebot von sprechflüssigkeitsfördernden Spielhandlungen" (ebd., S. 126) gemacht. Sie sollen

---

[21] z.B.: Es wird dann gemeinsam mit der Bezugsperson ein Spiel ausgesucht und gespielt. Meist zeigt das Kind dann auch Interesse und lässt sich auf einen ersten Kontakt ein.

[22] Das Kind und seine Eltern müssen vom Therapeuten so respektiert werden, wie sie sind, auch dann, wenn wir als Therapeuten nicht mit der Auswahl der Spielzeugs oder den Erziehungsmethoden einverstanden sein sollten. Dies darf nicht zu einer „Abwertung des Kindes oder seine Angehörigen führen" (Hansen/Iven, 2002, S. 122).

[23] W – weich: Weicher Stimmeinsatz und weiche Stimmführung, druckfreier Sprechbeginn, ‚fließende‘ Phonation ohne Stopps; L – leicht: Anstrengungsfreies Sprechen ohne Zeit- oder Kommunikationsdruck und mit wenig Krafteinsatz, leicht gebundenes Sprechen; L – langsam: Verlangsamung des Sprechtempos durch Dehnung der (betonten) Vokale. (Hansen/Iven, 2002, S. 127)

ihr Stottern nicht kontrollieren und dann die Techniken anwenden, sondern sie erhalten als „Gegenimpuls die Möglichkeit umfangreiche Erfahrungen mit flüssigem Sprechen zu sammeln" (ebd., S. 126). In der Therapie können die Kinder dann das leichtere und veränderte Sprechen ausprobieren[24]. Hier geht es jedoch nicht um die Anwendung einer konkreten Technik, sondern um die spielerische Umsetzung des ‚Erlernten'. Ziel der Therapie ist immer, soviel Sprechflüssigkeit zu erreichen wie in der jeweiligen Situation möglich ist.

3.4.4 Ausdehnung und Automatisierung der flüssigen Sprechanteile

An dem Konzept zum Fluency-Shaping orientiert sich dieser Baustein.

Im diagnostischen Prozess wurde erfasst, auf welcher Anforderungsebene sich das Kind flüssig äußern kann. Es soll nun das flüssige Sprechen weiter erprobt werden. Hierzu bietet sich auf der einen Seite das Modellverhalten des Therapeuten an, auf der anderen Seite sollten die sprachlichen Anforderungen auf verschiedenen hierarchischen Ebenen schrittweise aufgebaut werden[25]. Es geht hierbei nicht um die Vermeidung von Unflüssigkeiten, sondern darum, die Aufmerksamkeit auf die Erfahrung von Sprechflüssigkeit zu richten (ebd., S. 137).

3.4.5 Konkrete und offene Auseinandersetzung mit Unflüssigkeiten und Stottern

Ziel dieses Bausteines ist es, dem Kind die Angst vor dem Stottern zu nehmen. Dies soll durch einen spielerisch-entspannten Umgang mit vielen verschiedenen Formen unflüssigen Sprechens geschehen. Das Stottern soll auf diese Weise auch enttabuisiert werden und so „zum Abbau von Anstrengungs- und Vermeideverhalten beitragen" (ebd., S. 138). Dieser Baustein sollte vor allem dann zur Anwendung kommen, wenn „deutlich wird, dass das Kind zumindest situative, eventuell aber auch schon intensivere Aufmerksamkeitsreaktionen auf sein Sprechen und die darin auftretenden Unflüssigkeiten zeigt" (ebd., S. 137). Vor allem, wenn das Kind beginnt gegen seine Unflüssigkeiten anzukämpfen, ist es notwendig, einen direkten aber angstfreien Umgang mit dem Stottern zu erarbeiten. Hier kommen dann auch Elemente[26] zum Tragen, die aus der Non-Avoidance-Therapie nach C. van Riper bekannt sind. Im Vordergrund steht dabei jedoch vor allem der Bereich der Desen-

---

[24] Hierarchisch aufgebaut, von Geräusch- und Lautebene bis hin zur Wort- und Satzebene.

[25] Hier wird die Abstufung von Ein-Wort-Ebene, Ergänzungssatzebene, Aussagesatzebene, Nacherzählung, Monolog und Dialog bis hin zu In-Vivo-Übungen von den Autoren beschrieben.

[26] „Elemente wie Identifikation und Modifikation des Stotterns sind hier durchaus enthalten" (Hansen/Iven, 2002, S. 138).

---

sibilisierung, mit dem „eine weitgehende Enttabuisierung des Stotterns erreicht werden kann" (ebd., S. 138). Die Kinder können durch die Desensibilisierung „anstrengungsfreier, ruhiger und unverkrampfter mit Unflüssigkeiten [...] umgehen" (ebd., S. 138). Hierzu ist es den Autoren nach nicht erforderlich „die eigenen Symptome in allen Details bewusst und kognitiv[27] zu identifizieren und zu modifizieren" (ebd., S. 138).

Kerninhalte dieses Bausteines sind demnach also das Unempfindlich werden gegen Stottersymptome, die Verbesserung der Selbstwahrnehmung und die Veränderung der Unflüssigkeiten[28]. Ein weiterer Inhalt ist die Stabilisierung. „Hier steht die Festigung der neuen Sprechqualitäten [...] und die Anwendung in möglichst vielen" (ebd., S. 142), für das Kind bedeutsamen Situationen im Vordergrund. Auch der Umgang mit Störreizen oder die Veränderung der Kommunikationsbedingungen gehören hier mit dazu.

3.4.6 Stimme, Atmung und Entspannung

In der Therapie wird der Einsatz von Entspannungstechniken gerade dann wichtig, „wenn die Kinder Ängste, Sorgen und Spannungen aus ihrem Alltag mitbringen" (ebd., S. 143). Diese Entspannungstechniken müssen individuell auf den aktuellen Entwicklungstand des Kindes angepasst werden. Für Kinder eigenen sich bewegte, aktive Entspannungstechniken, bei denen sie verschiedenen Spannungs- und Entspannungszustände erfahren können. Für das Erfahren von Gegensätzen (also Anspannung und Entspannung) eignen sich z.B. Fantasiereisen, Ganzkörperwahrnehmung sowie der Abbau von körperlicher Anspannung. Es kann durchaus sinnvoll sein, Entspannungsrituale in der Therapie zu etablieren.

3.4.7 Selbstaktualisierung und Kreativität

Damit ein Kind zu einer „kommunikationsstarken Persönlichkeit" (ebd., S. 145) wird, benötigt es ein stabiles Selbstwertgefühl und eine gut entwickelte Selbstwahrnehmung. Nur so können die Kinder Verantwortung für sich selbst und andere übernehmen (ebd., S. 145). Gestalttherapeutisch orientierte Ansätze können hier das Selbstwertgefühl der Kinder nachhaltig fördern. Das kreative Malen und Gestalten mit unterschiedlichen Materialien bietet eine gute Grundlage für Individualität. „Gerade das Ansprechen der Kreativität von Kindern stärkt das Gefühl von Selbst-

---

[27] Sie gehen davon aus, dass die Kinder diesen Reflexionsprozess kognitiv noch nicht leisten können. Die Kinder sollen nicht überfordert werden, sondern es soll ihrem individuellen Entwicklungsstand gemäß mit ihnen gearbeitet werden.
[28] Hier geht es nicht um den gezielten Einsatz einer ‚Technik' sondern um das spielerische Variieren zwischen z.B. schnellem und langsamem Sprechen oder zwischen lauter und leiser Stimme. (Hansen/Iven, 2002, S. 141)

kompetenz und Selbstwert" (ebd., S. 146). Das Kind soll weitestgehend eigenständig agieren und so bemerken bzw. lernen, dass sein eigenes Entscheiden und Handeln von großer Bedeutung ist.

3.4.8 Einstellungen und Selbstkonzept

In diesem Baustein werden die Themenkomplexe ‚Anderssein', ‚Selbstbewusstsein', ‚Freundschaft' sowie ‚Konfliktlösung' behandelt.

Besonders dann, wenn Kinder sich Sorgen machen, weil sie irgendetwas nicht gut können, oder Gefühle der Inkompetenz entwickeln, sollte in diesem Bereich intensiver gearbeitet werden. Die Autoren empfehlen hier durch Bücher einen Zugang zu diesem Thema zu finden, um dies mit dem Kind thematisieren zu können. Die Geschichten in den Büchern bieten meist eine gute Gesprächsgrundlage, um mit dem Kind über ähnliche, eigene Erfahrungen sprechen zu können.

3.4.9 Frustrationstoleranz

Die Kinder sollen in diesem Baustein ermutigt werden sich auf neue Situationen und Anforderungen einzulassen. „Durch Erfolgserlebnisse soll die Misserfolgs- und Frustrationserwartung [der Kinder] [...] zugunsten einer positiven Selbstwirksamkeitserwartung" (ebd., S. 150) abgebaut werden.

Sie sollen in der Therapie Handlungsmöglichkeiten erwerben, um mit dieser Frustration umgehen zu können und diese „nicht als Gefährdung ihres Selbstwertes [...], sondern als ‚normale' Kommunikationssituation" (ebd., S. 150) zu empfinden.

Das Selbstwertgefühl gehört als Basis zu einer grundlegenden kommunikativen Sicherheit. Dieses sollte durch momentane Niederlagen oder Frustration nicht grundlegend erschüttert werden können. Kinder mit Sprachunflüssigkeiten zeigen jedoch häufig Verunsicherungen und kein starkes Selbstbewusstsein. Wenn Kinder viele negative Erfahrungen[29] gemacht haben, kann dies zu „sozialem Rückzug und verstärktem Vermeideverhalten führen" (ebd., S. 150). Es kommt jedoch auch vor, dass Kinder auf Grund ihrer Unflüssigkeiten ‚geschont' werden. Eltern sind möglicher Weise wesentlich nachsichtiger mit ihnen ‚weil sie es ja ohnehin schon so schwer haben'. Dies führt jedoch dazu, dass die Kinder so gut wie nie Konflikten ausgesetzt sind und folglich auch nicht lernen damit adäquat umzugehen. Diese Kinder reagieren dann „in trotzdem auftretenden Frustrationssituationen vielfach sehr heftig oder verunsichert" (ebd., S. 150).

---

[29] z.B.: Erfahrungen mit negativen Zuhörerreaktionen oder anderen negativen Erlebnissen im Zusammenhang mit dem Stottern.

3.4.10 Reduzierung der kommunikativen Verantwortung

Um flüssiges Sprechen weiter zu fördern, ist es meist notwendig auf die sprachlichen Anforderungen, die an das Kind gestellt werden, zu achten und das Niveau teilweise deutlich zu senken. So soll eine Reduzierung der Kommunikationsanforderungen erzeugt werden. Das Kind soll nicht überfordert werden, sondern entspannt und flüssig kommunizieren können. Eine Reduzierung des Niveaus kann z.B. eine Unterhaltung über konkrete, anschauliche und aktuell zu beobachtenden Dinge sein. Dabei wird dann weniger abstraktes Denkvermögen benötigt. Auch das Vermeiden von Fragen, die umfangreiche Antworten erwarten, ist eine Möglichkeit zur Verringerung der sprachlichen Anforderungen.

Ein weiterer Aspekt in diesem Baustein ist das ausgiebige Erproben und Spielen mit nonverbalen Kommunikationsformen (ebd., S. 152/153).

3.4.11 Aufgreifen weiterer (Sprach-) Entwicklungsrückstände

Es kann sein, dass Kinder neben dem Stottern auch in anderen Bereichen der (Sprach-) Entwicklung Rückstände aufweisen, bzw. Förderbedarf haben. Die verschiedenen Bereiche der Sprachentwicklung[30] stehen in unabdingbarem Zusammenhang miteinander und können nicht einzeln betrachtet werden. Ein Fortschritt in einem Bereich wird sich den Autoren nach auch positiv auf die anderen Bereiche auswirken. Sie gehen davon aus, dass sich entwicklungsbedingte Unflüssigkeiten und auch Stottern durch die Förderung der psycho-linguistischen Kompetenzen des Kindes reduzieren lassen (ebd., S. 153). Eine gezielte Förderung der sprachlichen und kommunikativen Fähigkeiten kann dazu beitragen, „die Entwicklung von angemessenen Sprechflüssigkeitskompetenzen zu unterstützen" (ebd., S. 153). Es wird vorgeschlagen sowohl an den möglichen Defiziten in den einzelnen o.g. Bereichen der Sprachentwicklung, als auch an der Sprechunflüssigkeit zu arbeiten.

---

[30] Hier sind die Bereiche Phonetik/Phonologie, Morphologie/Syntax, Semantik, Lexikon, Pragmatik und Kommunikation gemeint. (Hansen/Iven, 2002, S. 153)

3.4.12 Transfer

Hier wird der Bezug zwischen Therapie und Alltag des Kindes hergestellt. Die Autoren geben an, dass es teilweise gar keiner Stabilisierung mehr bedarf, da die ganze Störung in sich „zusammenschmilzt", (ebd., S. 156) „wenn man dem Kind erst einmal gezeigt hat, wie man leicht stottern kann" (ebd., S. 156). Sie gehen davon aus, dass „bei der Einbettung von Sprechalternativen in einen für das Kind sinnvollen Sprachhandlungsspielraum [...] die Umsetzung von Therapiezielen in der kindgemäßen Lernebene des Spiels, in der es auch alle anderen Entwicklungsschritte vollzieht" (ebd., S. 156) geschieht. Da die Therapie immer im kindgerechten, entwicklungsadäquaten Kontext geschieht, bedarf es meist keiner weiteren Methoden, da der Transfer spontan gelingt.

Es wird vorgeschlagen, Spiele aus der Therapie in den häuslichen Alltag zu übernehmen und so die „erreichte Sprechflüssigkeit ‚mit nach Hause zu nehmen'" (ebd., S. 157). Auch In-Vivo-Situationen stellen eine gute Verbindung zwischen Therapie und Alltag her und bieten somit ebenfalls eine wichtige Methode zur Verbesserung des Transfers.

Erinnerungshilfen können dem Kind dienen, sich im Alltag (auch/vor allem nach der Therapie) an die „Merkmale des flüssigen Sprechens oder flüssigeren Stotterns zu erinnern und sie im Alltag möglichst oft zu berücksichtigen" (ebd., S. 158).

3.4.13 Nachsorge und Ende der Therapie

Diese Phase ist für das Kind und seine Eltern sehr entscheidend und sollte gut geplant werden. Hierfür sind Transparenz und Absprachen unabdingbar. (ebd., S. 161/162)

Ob eine Therapie erfolgreich abgeschlossen wurde, ist den Autoren nach, eine sehr subjektive Sache. Häufig müssen Ziele während der Therapie verändert werden. Hansen/Iven geben hier einige Beispiele für mögliche Therapieziele, die nicht nur auf die Symptomreduzierung zielen. Sie sind der Ansicht, dass sich der Therapieerfolg nicht nur an der Reduzierung der Symptome festmachen lässt. „Eine ausschließliche Orientierung am Sprechen [führe] [...] in eine therapeutische Sackgasse" (ebd., S. 159).

Das Therapieende sollte sorgfältig geplant sein und nicht plötzlich erfolgen. Hier wird eine schrittweise Vergrößerung der Intervalle[31] vorgeschlagen. In dieser Phase steht der Therapeut selbstverständlich immer noch als Ansprechpartner zur Ver-

---

[31] „2-wöchig, 4-wöchig, ¼ jährlich" (Hansen/Iven, 2002, S. 160)

fügung. Auf diese Weise kann der Transfer der Therapieinhalte in den Alltag sinn-voll begleitet und unterstützt werden.

Eventuelle ‚Rückfälle' stellen keinen therapeutischen Misserfolg dar sondern sind übliche Schwankungen.

4   Abschließende Bemerkung

Abschließend kann ich feststellen, dass mit diesen beiden Ansätzen zwei sehr umfangreiche Therapiekonzepte vorliegen. Beide bieten viele Ideen und Hinweise für die praktische Umsetzung im therapeutischen Alltag.

Beide lassen jedoch auch viel Freiraum für den einzelnen Therapeuten und erwarten eine individuelle Ausgestaltung der Inhalte für den einzelnen Patienten. Das KIDS-Konzept bietet meiner Meinung nach mehr Struktur und klare Vorgaben, an denen sich der Therapeut orientieren kann (Ziele, Indikation, Ende der Therapie). Dies ist in dem Konzept von Hansen/Iven nicht so deutlich formuliert. Hier vermisse vor allem einen klaren Hinweis, wann eine Therapie indiziert ist und wann nicht. In beiden Ansätzen wird nicht nur die Stottersymptomatik, sondern darüber hinaus auch das ganze Kind und sein gesamtes Umfeld betrachtet. Hier werden ebenfalls Hinweise gegeben, wie bei möglichen ‚Defiziten' in anderen Bereichen der Entwicklung oder des sozialen Umfeldes zu verfahren ist. Dies ist meiner Ansicht nach als sehr positiv zu bewerten.

Der Bereich der Elternarbeit wird ebenfalls in beiden Konzepten intensiv behandelt.

Der KIDS-Ansatz von Sandrieser/Schneider ist ein direkter Therapieansatz der den Ansätzen der ‚Stuttering Modification' zuzuordnen ist. Der Ansatz von Hansen/Iven ist, zwar von den Autoren begründet, nicht eindeutig zuzuordnen. Sie geben an, eine klare Trennung sei nicht möglich.

Hinweise auf die Stotter-Selbsthilfe finden sich explizit nur im KIDS-Ansatz.

Die beiden Therapieansätze geben den behandelnden Therapeuten viele Hilfestellungen und Ideen. Gerade Sandreiser/Schneider weisen aber explizit darauf hin, dass die Therapeuten selber sehr sicher im Umgang mit dem Stottern (auch dem Pseudostottern) sein müssen.

5   Literaturverzeichnis

Böhme, G. 2003: Sprach-, Sprech-, Stimm- und Schluckstörungen: Sprach-, Sprech-, Stimm- und Schluckstörungen, 2 Bde., Bd.1, Klinik: Bd 1 (Gebundene Ausgabe). 4. Auflage 2003. München, Jena: Urban & Fischer Verlag

Sandrieser, P. 2003: Mini-KIDS - ein Konzept zur direkten Behandlung von Stottern im Kindergartenalter. Forum Logopädie. Heft 2 (17) März 2003 (14-19). Schulz-Kircher Verlag.

Sandrieser, P., Schneider, P. (ohne Jahr): Direkte Stottertherapie im Kindesalter. Powerpoint Folien im pdf Format. <http://www.ukaachen.de/go/show?ID=4402905&DV=0&COMP=download&NAVID =1062831&NAVDV=0> Rev. 03.02.2007. 20:51

Sandrieser, P., Schneider, P. 2001: Stottern im Kindesalter. 1. Auflage. Stuttgart, New York: Georg Thieme Verlag

Sandrieser, P., Schneider, P. 2003: Stottern im Kindesalter. 2. aktualisierte und erweiterte Auflage. Stuttgart, New York: Georg Thieme Verlag

Hansen, B., Iven, C. 2007. Stottern bei Kindern - Ein Ratgeber für Eltern und pädagogische Berufe. 2. Auflage 2007. Idstein: Schulz-Kirchner Verlag GmbH

Hansen, B., Iven, C. 2002. Stottern und Sprechunflüssigkeiten - Sprach- und Kommunikationstherapie mit unflüssig spechenden (Vor-) Schulkindern. 1. Auflage 2002. München: Elsevier GmbH

Anhang

Kindliches Stottern und Therapie

Ich gebe hier einen kurzen Überblick über ‚Kindliches Stottern' und die mögliche Therapie.

Kindliches Stottern hat eine unbekannte Ätiologie und ist eine Störung des Sprechablaufs. Eine einheitliche Definition gibt es, auf Grund der unterschiedlichen Hypothesen über die Entstehung, bis heute nicht (Sandrieser/Schneider, 2001, S. 1). Hansen und Iven (2007, S. 15) geben an, Stottern bei Kindern habe immer einen Entwicklungscharakter. Aus diesen entwicklungsbedingten Sprech-Unflüssigkeiten könne dann Stottern entstehen.

Im Laufe ihrer Entwicklung haben 5% der Kinder eine Phase in der sie stottern. Diese Kinder wiesen bei mindestens 3% aller gesprochenen Silben stottertypische Symptome auf (vgl. Sandrieser/Schneider, 2003, S. 2). Als typisches Alter für den Beginn des Stotterns wird das 3.-6. Lebensjahr angegeben. „Nach dem 12. Lebensjahr ist fast kein Beginn des Stotterns mehr zu erwarten. […] Nur bei ungefähr 1% aller Kinder entwickelt sich ein überdauerndes Stottern" (ebd., S. 2). Vollständig überwunden wird das Stottern demnach von 60-80%.

Zu den Kernsymptomen des Stotterns gehören unfreiwillige Blockierungen, Dehnungen von Lauten und Wiederholungen von einzelnen Lauten und Silben. (ebd., S. 8).

Sandrieser/Schneider (ohne Jahr, S. 15) plädieren für den frühen Beginn einer Therapie, um die Chance für eine Remission zu erhöhen und mögliche nachfolgende Behinderungen zu vermeiden bzw. bestehende vollständig abzubauen. Sie geben an, dass durch die Frühtherapie die Remissionsrate auf über 80% erhöht werden kann.

Grundsätzlich lässt sich die Stotter-Therapie unterteilen in die Therapie für Erwachsene, Jugendliche und Kinder. Da das Stottern meist im Vorschulalter beginnt, sollte bereits zu diesem Zeitpunkt mit einer intensiven Frühbehandlung begonnen werden. Für die erfolgreiche Therapie müssen jedoch nach eingehender Diagnostik individuelle Therapieschwerpunkte festgelegt werden (Böhme, 2003. S. 129/130).

Man unterscheidet bei der Behandlung des frühkindlichen Stotterns den direkten vom indirekten Behandlungsansatz (ebd., S. 130).

Nach Böhme (2003. S. 130) ist das Ziel der direkten Therapie die „Veränderung des Sprechmusters mit Hilfe von variablen Sprechhilfen zu erreichen". Als Beispiele für direkte Therapie werden hier der *Fluency-Shaping-Ansatz* und die *Non avoidance-Therapie* genannt.

Die Indirekte Therapie „setzt nicht am Stottern selbst an" (Böhme, 2003, S. 130), vielmehr konzentriert man sich auf die ‚Behandlung' der Bezugspersonen sowie darauf andere mögliche Defizite des Kindes (z.B.: motorische Defizite, Sprachentwicklungsstörung, etc.) zu behandeln, als auch die „emotionalen Einflüsse des Kindes zu beeinflussen" (ebd., S. 130).

Sandrieser/Schneider (2003, S. 84) geben an, dass bei den direkten Therapieansätzen das Kind entweder angeleitet wird, sein Stottern bzw. sein Sprechen direkt zu analysieren und zu verändern, oder es lernt am Modell des Therapeuten. Die indirekten Ansätze beziehen sich entweder nur auf die Arbeit mit den Bezugspersonen oder darauf, dass zwar mit dem Kind gearbeitet wird, jedoch nicht direkt am Stottern.

Hansen/Iven (2002, S. 50) stellen fest, dass sich die direkten und indirekten Methoden in der Therapiepraxis nicht klar von einander abgrenzen lassen.